AF341042

MÉMOIRE SUR L'IMPORTANCE

DE

L'EMPLOI DU SEL

POUR LES ANIMAUX.

MÉMOIRE

SUR L'IMPORTANCE

DE

L'EMPLOI DU SEL

POUR LES ANIMAUX.

LYON.

IMPRIMERIE TYPOGRAPHIQUE ET LITHOGRAPHIQUE
DE LOUIS PERRIN,
Rue d'Amboise, 6, quartier des Célestins.

1847.

MÉMOIRE

SUR L'IMPORTANCE

DE

L'EMPLOI DU SEL

POUR LES ANIMAUX.

Au moment où une question de la plus haute importance pour le bien-être général du pays va être portée devant les Chambres législatives, je croirais manquer à mon devoir de bon citoyen, si je gardais le silence et si je m'abstenais d'exposer, en faveur de la réforme demandée pour l'impôt du sel, quelques faits qui prouvent combien l'usage de ce condiment peut être avantageux pour les animaux domestiques qui composent une si grande partie de la richesse nationale.

Chargé depuis 1835 de l'entreprise des transports par chevaux de la Compagnie du Chemin de fer de St-Etienne à Lyon, j'éprouvais chaque année des pertes assez considérables. Les maladies de poitrine, les affections vertigineuses, la morve surtout, diminuèrent les sujets de mon exploitation. En 1841, depuis le mois de septembre jusqu'à la fin de décembre, en quatre mois, j'ai perdu 48 chevaux sur 200 environ que je possédais : 18 ont péri de la morve, 16 de maladies de poitrine, et 14 du vertige abdominal. J'attribuai toutes ces affections aux pluies fréquentes et presque continuelles de la saison d'hiver.

Malgré la haute capacité et le zèle que déployait dans cette circonstance le vétérinaire qui est attaché à mon établissement, voyant que les maladies précitées faisaient chaque jour des progrès alarmants, j'allai consulter M. Rainard, professeur de clinique, aujourd'hui directeur de l'Ecole royale vétérinaire de Lyon. Je lui fis observer que, sur la plus grande partie des chevaux morts du vertige, nous trouvions, à l'autopsie, l'estomac plein d'aliments, ce qui indiquait de mauvaises digestions, dues sans doute aux pluies continuelles et à une grande fatigue résultant du travail. M. Rainard me donna le conseil de parfumer régulièrement les écuries trois fois par jour avec de l'encens et du genièvre, ainsi que de faire, une fois par semaine, un lavage avec le chlorure de chaux, pour désinfecter les murs et arrêter les progrès de la morve. Il ajouta ces mots : « C'est du sel qu'il faut donner à vos chevaux, et régulièrement tous les jours, jusqu'à ce que vous ayez arrêté les progrès de leurs maladies. »

Je suivis en effet ces sages conseils, qui me donnèrent d'excellents résultats : en peu de jours, ces maladies cessèrent comme par enchantement ; je vis surtout disparaître le vertige, qui m'enlevait alors un ou deux chevaux par semaine. Depuis cette époque jusqu'à présent, je n'ai plus éprouvé de perte semblable : cependant j'ai possédé au moins 200 chevaux jusqu'en août 1844, et une centaine environ jusqu'en août 1846. En un mot, il est à remarquer qu'une maladie de ce genre, qui m'occasionnait tant de pertes, n'a plus reparu depuis que j'ai fait usage du sel. Depuis 1841, j'ai encore eu trois ou quatre cas isolés de morve ; mais je dois dire que ces cas n'ont atteint que des sujets qui avaient éprouvé de grandes souffrances, surtout à la suite de maux de pieds. Quant aux affections de poitrine, elles ont diminué, sous l'influence de ce régime, dans la proportion d'un à dix. Ainsi je puis affirmer, d'après ma propre expérience, que le sel est un condiment d'une grande utilité pour la race chevaline, qu'il donne du ton à l'estomac et facilite surtout les digestions, dont le moindre dérangement est si funeste dans le cheval.

Je donne régulièrement un demi-kilog. de sel*pour quatre chevaux quand le temps est beau, et tous les jours la même dose quand il pleut, ou lorsque les chevaux rentrent mouillés à l'écurie.

Il me serait possible de citer encore plusieurs maîtres de poste qui, comme moi, ont obtenu des résultats très satisfaisants par une distribution régulière de sel à leurs chevaux.

J'ai la ferme conviction que si le Gouvernement prescrivait l'emploi du sel pour les chevaux de troupe, il n'éprouverait pas des pertes aussi fortes, et trouverait ainsi, sous le rapport des remontes, une immense économie.

Il me sera tout aussi facile de faire ressortir les avantages de la distribution du sel aux animaux de l'espèce bovine; je me contenterai de citer quelques exemples :

En 1842, une épizootie se déclara dans le canton de St-Chamond (Loire), dans un hameau appelé Vauron; il y a, entre autres, trois fermes assez importantes, dont les maisons d'exploitation sont presque adjacentes les unes aux autres : elles sont exploitées, l'une par M. Fulchiron, propriétaire; une seconde par M. Pascal, fermier de M. Garand; et la

* Par semaine.

troisième par M. Gerin, fermier de l'hospice de St-Chamond. Tous trois possédaient environ douze bêtes à cornes chacun.

Aussitôt que cette maladie s'est déclarée dans le canton, j'ai conseillé à M. Fulchiron, que je visitais souvent, de donner deux ou trois fois par semaine du sel à ses bœufs et vaches, pour les préserver de la maladie. Je fis inutilement la même recommandation aux deux autres fermiers : ceux-ci, sous l'influence de certains empiriques malheureusement trop écoutés dans les campagnes, refusèrent de s'y rendre, sous prétexte qu'elle serait plutôt nuisible à leurs bestiaux ; mais ils ne tardèrent pas à s'apercevoir de leur faute : ils payèrent cher les mauvais avis qui leur avaient été donnés. L'épizootie ne tarda pas à se déclarer dans leur étable : en peu de temps, M. Pascal perdit huit bœufs ou vaches sur douze ; M. Gerin en perdit six.

Je pourrais citer aussi M. Bossu, propriétaire, du hameau de la Rivolanche, et M. Chatagnan, fermier de M. Chaland, à la Chal ; deux habitants de la commune de St-Paul-en-Jarret (Loire), séparée de Vauron par un kilomètre de distance, qui firent de grandes pertes ; ainsi que beaucoup d'autres propriétaires du même canton. M. Fulchiron, au contraire, n'a vu la maladie atteindre aucune de ses bêtes à cornes, qui cependant allaient boire à la même rivière, consommaient les fourrages des mêmes prairies, et ne cessaient de travailler : à n'en pas douter, c'est le sel qui les a préservées de l'épidémie.

En 1844, je pus observer en Piémont un exemple aussi frappant que le précédent. Je passai quelque temps dans un village situé au pied des Alpes, près d'Ivres, à l'entrée de la vallée d'Aoste. Là, je vis de superbes troupeaux de vaches et de moutons ; surpris de les trouver tous dans un état de santé et de vigueur bien remarquable, je questionnai quelques propriétaires sur la nourriture du ces animaux : je leur demandai s'ils faisaient usage de sel. Tous me répondirent qu'ils en donnaient régulièrement trois fois par semaine aux sujets de l'espèce bovine, une fois à ceux de l'espèce ovine. Je m'informai du chiffre des pertes qu'ils éprouvaient ; je demandai si l'on observait quelquefois, dans le pays, des maladies épidémiques. J'appris qu'on perdait seulement quelques bêtes par le charbon, les inflammations de matrice et autres maladies se déclarant isolément, et jamais avec le caractère épizootique.

Les habitants du pays me racontèrent qu'en 1826 il y eut une épizootie sur les moutons, qni contrac tèrent la clavelée ou petite-vérole, maladie essen-

tiellement contagieuse, qui fit périr les quatre cin-
quièmes des malades : c'est la seule affection géné-
rale dont on ait souvenance.

Ayant demandé quel était le prix du sel, j'appris
qu'on le payait seulement 20 c. la livre de douze
onces ; l'once étant un peu plus forte qu'en France,
les douze en valent quatorze des nôtres. On m'expli-
qua comment le sel n'était pas plus cher dans les
villages des montagnes que dans les grandes villes,
attendu que les buralistes qui débitent le tabac
sont chargés de vendre le sel, et que le transport
est à la charge du Gouvernement, comme en France
pour les tabacs.

Je demandai à ces braves gens comment ils pou-
vaient faire manger tant de sel, vu le prix élevé de
cette substance ; ils me répondirent qu'ils gagnaient
largement le sel qu'ils donnaient à leurs bestiaux, sur
les produits du laitage, de la laine, ainsi que sur les
élèves ; et que la somme de 7 à 8 fr. de sel qu'ils
donnaient par an à chaque vache, produisait au
moins 20 fr. de plus par tête de bétail. Ils ajoutèrent
qu'ils avaient fait bien des expériences sur ce point,
mais que, les troupeaux étant à peu près leur seule
ressource, ils préféraient avoir recours aux moyens
qui leur rendaient le plus.

Il n'en est pas de même en France, où l'agriculture est encore regardée dans quelques contrées comme le dernier des métiers. Qu'on parle à un paysan de la distribution du sel pour ses bœufs et ses vaches, il répondra qu'il peut à peine leur donner du foin et de la paille, vivre lui-même, payer son fermage ; qu'il peut faire un meilleur emploi de son argent, plutôt que d'acheter du sel à 60 c. le kilogr. : c'est, en effet, le prix du sel dans les lieux éloignés des grandes villes. Cependant ce produit ne coûte qu'un centime le kilogramme dans les salines, tandis que le malheureux agriculteur est obligé de le payer 60 c., prix exorbitant pour le pauvre.

D'après ces faits et tant d'autres qu'on pourrait citer, on ne peut douter que le sel ne soit de la plus grande utilité pour la prospérité des bestiaux. Cela reconnu, je dirai que les bestiaux sont la richesse de l'agriculture, et que c'est en général par leurs produits que les fermiers gagnent le bail de leur ferme. Je ferai observer, en outre, que l'engrais fourni par les bestiaux qui mangent du sel est bien meilleur que celui des animaux qui en sont privés : or, personne n'ignore combien est importante la question des engrais. Ainsi, l'emploi du sel offrirait un double avantage pour l'agriculture ; il faudrait être ignorant ou ennemi de l'humanité, pour affirmer le contraire.

Il serait utile d'inviter tous les comités agricoles de

France, qui partagent l'opinion que je viens d'exprimer, à se réunir et à demander à M. le Ministre de l'agriculture et du commerce la réduction de l'impôt du sel. Il ne faudrait pas avoir une grande éloquence pour démontrer que cette réduction ne porterait au trésor qu'une très faible atteinte pendant les deux ou trois premières années qui suivraient, en supposant que cet impôt fût réduit des deux tiers. J'ai la ferme conviction qu'avant peu d'années la consommation du sel serait triplée, et qu'ainsi, je le répète, il n'en résulterait pas un trop grand déficit dans les revenus publics.

Les pertes éprouvées en cette circonstance par l'État seraient largement compensées par l'augmentation des ressources qui pourraient être fournies par l'agriculture, cette première richesse d'une nation, l'une des branches d'industrie les plus utiles, et qui reçoit si peu d'encouragement. Cependant, si pendant cette année l'étranger n'était venu à notre secours, je laisse à penser combien la position de la France aurait été difficile. Que serait-il arrivé si les ressources des autres nations n'avaient été plus abondantes que les nôtres, ou si nous nous étions trouvés en état de guerre, avec un blocus continental ?

Je me hâte d'éloigner ces suppositions, dont la réalité serait par trop effrayante, et je dirai, en demandant la réduction de l'impôt sur le sel, qu'on arriverait ainsi à d'immenses résultats. Adopter cette mesure et admettre la nécessité de développer et d'encourager les travaux d'irrigation, ce serait conduire le pays à un but qu'il ne faut pas oublier, à se suffire par lui-même. Aucun sacrifice ne doit être épargné pour résoudre une question aussi nationale!

Lyon, le 22 mars 1847.

Michel TRONE,

Entrepreneur au Chemin de fer, rue du Pérat, n° 6, Lyon.

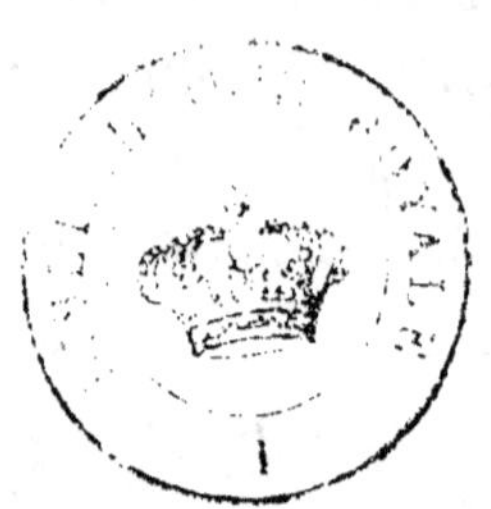